# EXPOSITION

## SUCCINTE

DES Moyens qu'il convient d'employer pour combattre avec ſuccès les principaux Accidents qui ſurviennent aux Femmes les premiers jours de leurs couches ;

*Par M.* DUPONT DU MESGNIL, *Docteur en Médecine en l'univerſité de Reims, exerçant à Troyes.*

Uterus ſexcentarum ærumnarum in mulieribus cauſa. *DEMOCR. ad HIPPOCR. de Naturâ humanâ.*

M. DCC. LXXXV.

L'année énoncée ici est surement une erreur typographique car l'observation que je fais dans anticipation en 1782 où nous sommes réellement.

# EXPOSITION
## *SUCCINTE*

*Des Moyens qu'il convient d'employer pour combattre avec ſuccès les principaux Accidents qui ſurviennent aux Femmes les premiers jours de leurs couches.*

Les femmes ſont ſujettes à beaucoup plus de maladies que les hommes. Pourquoi donc la nature a-t-elle épargné ſi peu le ſexe le plus délicat, le plus ſenſible, le moins fait par conſéquent pour ſupporter les maux ? Douée d'une conſtitution plus robuſte, la femme auroit été plus en état de réſiſter aux infirmités qui ſont ſon triſte apanage. Peut-être auroit-elle payé cher cet avantage; car alors, plus ſemblable à l'homme du côté phyſique, elle en eût été auſſi plus près du côté moral, & par ce dernier rapport, infailliblement elle eût moins fait pour le rendre heureux. Mais le bonheur de l'homme, quoique plus grand, ne peut être ſans mélange d'amertume, quand il réfléchit qu'il le doit à la malheureuſe condition de la plus précieuſe moitié du genre humain.

Cette conſidération, capable d'attendrir l'ame la plus froide, augmente néceſſairement mon empreſſement à communiquer mes réflexions ſur une maladie dont elle eſt fréquemment attaquée, l'inflammation de matrice, en donnant plus d'activité au mobile qui m'animoit d'abord, le devoir de mon état.

*Homo ſum; humani nihil à me alienum puto.*

De toutes les femmes qui meurent en couches, l'on peut dire ſans exagétation que les deux tiers périſſent par l'inflammation de l'utérus. Si la négligence des ſoins entraîne ce malheur, aſſurément l'impéritie immole le plus grand nombre des victimes. Je n'ai malheureuſement que trop de faits à mettre ſous les yeux pour juſtifier cette aſſertion, mais leur publicité ne doit point précéder l'expoſition de la doctrine ſur laquelle ſont calquées les vérités qu'ils renferment.

L'air, les aliments, les paſſions, ſont, des ſix choſes non naturelles, celles qui produiſent le plus ſouvent l'inflammation de matrice. Un réfroidiſſement ſubit, une peur imprévue, un mouvement de colere, un violent chagrin, & même une joie exceſſive, occaſionnant un reſſerrement convulſif dans la matrice, engorgent tout-à-coup ſes capillaires artériels ſanguins, qui, bientôt après, compriment les vaiſſeaux laiteux utérins. Les aliments échauffants, le vin, le café, le chocolat (*a*), en raréfiant le ſang, & le faiſant circuler avec trop d'impétuoſité, produiſent encore des engorgements dans les vaiſſeaux de la matrice, d'autant plus aiſément qu'elle eſt affoi-

---

(*a*) Le chocolat n'eſt autre choſe que la partie huileuſe du cacao, rendue miſcible à l'eau par le broyement du ſucre : beaucoup d'eſtomacs ont bien de la peine à le digérer. Preſque toujours il eſt ſuivi de rapports & de peſanteur, ce qui dénote la fatigue qu'il cauſe dans les entrailles. La vanille qu'on emploie pour l'animer en fait un aliment échauffant, ſans corriger ſa faculté indigeſte. Une dame, pour en avoir pris une taſſe le ſixieme jour de ſes couches, eut une indigeſtion terrible. La diarrhée, l'inflammation de matrice, la ſuppreſſion des lochies ſe réunirent enſuite contre ſes jours, que les remedes incendiaires, exprès employés contre la ſuppreſſion, eurent bientôt conſommés. Je ne doute point qu'il eût été poſſible de ſauver cette dame avec des relâchants & des adouciſſants, précédés d'un minoratif adapté à la cauſe. Les deux principales indications auroient été remplies par cette conduite.

blie par la couche. Tout ce qui sera capable d'irriter cet organe, l'extraction violente du fœtus ou de l'arriere-faix, l'impression des instruments dont on est forcé de se servir dans les accouchements contre nature, &c. toutes ces causes attireront encore l'inflammation, en déterminant plus ou moins promptement l'irruption du sang sur les vaisseaux du genre désigné; ils se gonfleront, &, par une suite nécessaire, comprimeront les orifices des vaisseaux laiteux, à côté desquels l'on sçait qu'ils rampent. Mais ces derniers vaisseaux, dont l'emploi est si important dans l'état de santé, qui peut-être ne sont fabriqués que pour ce moment, sont les seuls qui peuvent donner issue au lait que l'on a contraint d'abandonner les routes que la nature lui avoit frayées (*a*).

(*a*) La transpiration, si utile dans le moment de la fiévre de lait, leur prête un trop foible ecours pour restreindre cette proposition.

Ils ne pourront donc remplir cette pénible fonction, s'ils ſont comprimés par les artéres utérines gonflées; elle ceſſera ſi elle étoit établie, il y aura ſuppreſſion de lochies.

Les réflexions que j'ai faites depuis le temps que je m'applique d'une maniere particuliere à l'étude des maladies des femmes, l'attention ſcrupuleuſe avec laquelle j'ai obſervé chaque fois que j'ai eu occaſion d'en traiter, me perſuadent aujourd'hui que cette ſuppreſſion n'eſt jamais que la ſuite de l'inflammation de matrice. En effet, j'ai conſtamment remarqué qu'elle étoit précédée de fievre, de douleur & de tenſion à la région hypogaſtrique; qu'elle étoit d'autant plus complette, que ces ſymptômes antérieurs avoient plus d'intenſité, & que ſa durée étoit toujours en raiſon de leur opiniâtreté.

Quand d'auſſi fortes raiſons ne viendroient point à l'appui de la théorie que j'établis; quand il ſeroit vrai que les causes que j'ai assignées ci-dessus exerceroient leur action simultanément sur tous les différents genres de vaisseaux qui entrent dans la structure de la matrice, qu'en résulteroit-il? Un effet qui ne pourroit changer les indications curatives; inflammation de cette partie, suppression des lochies dans le même moment. Mais les choses se passent tout autrement, & la raison s'accorde avec l'observation pour démontrer cette vérité. Le plus grand nombre des vaisseaux sanguins sur les vaisseaux laiteux, leur plus grande sensibilité due à la distribution particuliere des nerfs, &c, prouve invinciblement qu'ils doivent être primitivement affectés par les causes énoncées.

Admettons dans la matrice tel état qu'on voudra supposer, substituons à l'érétisme un relâchement proportionné de son tissu; les mêmes phénomenes arriveront, & de la même maniere. Les vaisseaux sanguins relâchés, manquant de ressort pour exprimer le sang qu'ils contiennent, s'engorgeront au point de comprimer les vaisseaux laiteux ; l'inflammation précédera donc encore la suppression. Les raisons alléguées en faveur de l'engorgement primitif des vaisseaux sanguins érétisés, doivent s'appliquer dans cette circonstance. Mais écartons ces raisons pour le moment, ainsi que l'observation ; prêtons-nous à l'illusion ; &, pour ce, croyons que les vaisseaux laiteux relâchés sont les seuls qui s'engorgent d'abord, & que cet engorgement produit la suppression des lochies sans le concours d'aucune autre cause : ou croyons que l'atonie du tissu de la matrice empêche le sang & l'humeur laiteuse d'y aborder en assez grande quantité pour qu'il s'y fasse engorgement ; que cependant cette cause doit seule, à la longue, attirer une suppression de lochies. Quelle induction tirera-t-on de ces principes précairement adoptés ? Que cette suppression n'est pas toujours la ſuite de l'inflammation ; qu'elle la précede quelquefois, & même qu'elle doit ſouvent ſa naiſſance à une cauſe tout-à-fait oppoſée. Cette autre maniere de préſenter notre objet ne peut influer ſur celle de ſe conduire dans la pratique ; le traitement des maladies inflammatoires ſera toujours le ſeul qu'il conviendra d'employer dans toutes ſuppreſſions de lochies : car, ſi cette maladie eſt produite d'emblée par l'engorgement des vaiſſeaux laiteux affoiblis, l'inflammation de matrice ne tardera pas à l'accompagner ; ces vaiſſeaux, groſſis par l'humeur laiteuſe ſtagnante, comprimeront les capillaires artériels ſanguins, les engorgeront. Si c'eſt par l'atonie de la matrice qu'elle eſt occaſionnée, également l'inflammation ſe manifeſtera bientôt, & en ſera le ſymptôme le plus urgent. La retenue du lait dans le ſang produira la fievre dans cette circonſtance, comme elle l'augmentera dans les autres où elle ſe ſera déclarée d'abord ; ſes effets ſe feront ſentir particuliérement à la matrice ; elle l'enflammera : & quand cette fievre, que l'on doit mettre dans la claſſe des fievres putrides, ſeroit ſans cette complication, encore le traitement que j'ai preſcrit ſeroit-il le ſeul qu'il faudroit mettre en uſage ; les cordiaux, les emménagogues tueroient infailliblement. Si nous ne gagnons rien pour la pratique, en compliquant les cauſes de la rétention des lochies, reprenons la bouſſole que nous avions quittée, pour avouer la poſſibilité des deux dernieres, & concluons que toute ſuppreſſion de lochies ſuppoſe toujours inflammation de matrice, plus ou moins grande ; qu'elle ne peut être eſſentielle, mais ſymptomatique ; & que par conſéquent le traitement anti-phlogiſtique eſt le ſeul qu'il faut faire, quand cet accident s'eſt déclaré, avec des modifications toutefois relatives à la gravité de la cauſe, qui ſe manifeſte toujours plus ou moins par des signes que l'on verra détaillés dans les observations suivantes.

### OBSERVATION.

Le nommé Rousselot, inquiet avec raison sur le sort de sa femme, me fit appeller pour la secourir. Il y avoit alors cinq jours qu'elle étoit accouchée, & traitée par un chirurgien. Le quatrieme jour les lochies diminuerent ; le chirurgien le sçut : il ordonna des remedes où dominoit l'armoise, & le mal empira. Le sang, déja trop agité par la fievre qui avoit préludé, devoit l'être encore plus par la boisson échauffante dont usoit la malade, par conséquent se porter avec plus d'effort sur la matrice, augmenter l'engorgement de ses vaisseaux, & les disposer de plus en plus à diminuer l'écoulement des lochies. En effet, lorsque j'arrivai, elles étoient totalement supprimées : la région hypogastrique étoit considérablement tendue ; la malade éprouvoit des douleurs dans cette partie, pour peu que je la touchasse : ces symptômes étoient accompagnés d'une fievre continue, avec un pouls foible & dur, & d'un grand mal de tête à la region du front.

Les indications qu'il y avoit à remplir dans cette circonstance, auroient été saisies par l'homme le plus borné en médecine ; & j'en aurois ignoré les premiers principes, si je n'eusse pas vu qu'il falloit, 1° s'opposer à l'augmentation de l'engorgement & le dissiper : 2° assouplir la partie tendue : 3° tout employer pour calmer les douleurs que la malade ressentoit. Les remedes employés pour les deux premieres indications suffisent quelquefois pour satisfaire à la troisieme : j'ordonnai donc à neuf heures du matin une saignée du bras, & une émulsion composée seulement avec vingt amandes douces & une once de sirop de violettes sur une pinte d'eau;

je ne négligeai point les lavements, ni les fomentations émollientes. La saignée rend les humeurs méables, détruit l'éréthisme & la chaleur, rend les vaisseaux plus capables de céder au mouvement du sang, & par conséquent facilite le dégorgement. Cet effet est accéléré par les boissons relâchantes & adoucissantes: je devois donc tout espérer de ces remedes. A deux heures je visitai la malade, & je ne la vis pas encore dans cette heureuse disposition où je voulois la mettre: tous les accidents étoient aussi intenses. J'ordonnai une seconde saignée du bras, qui fut faite, & continuation des autres remedes; l'émulsion fut légérement nitrée. A huit heures l'orage grondoit encore, mais il menaçoit moins; & ce fut pour le dissiper entiérement que j'insistai sur une troisieme saignée du bras. Il est bon d'avertir que les deux premieres n'avoient pas fourni plus de douze onces de sang, parce que la malade est tombée en syncope les deux fois qu'elle a été ſaignée. Cette conſidération, jointe à toutes celles que je faiſois d'ailleurs, fortifioit l'opinion que j'avois que la troiſieme ſaignée ne pouvoit être nuiſible, en ſuppoſant que ce moyen dût être ménagé.

Le chirurgien penſa tout autrement que moi; il ne voulut point faire la ſaignée, alléguant pour prétexte que la malade mourroit ſous ſa lancette. La petiteſſe du pouls, le froid des extrémités, accidents ordinaires de l'inflammation de la matrice, & qui m'avoient frappé à ma premiere viſite, étoient, diſoit-il, le motif de ſa réſiſtance. Je répondis, mais je ne perſuadai point: il m'objecta hautement qu'il avoit pour lui l'expérience. A ce mot, ſi bien fait pour éblouir & fixer l'irréſolution la plus alarmante, la famille ſe détermina à envoyer chercher un autre médecin. Il vint; &, pour éviter toute conteſtation, il confirma, en mon abſence, la décision du chirurgien. La saignée ne fut point faite ; les autres remedes que j'avois mis en usage furent également proscrits ; la décoction d'armoise reparut avec une addition de safran oriental : la malade en but largement, mais elle mourut deux jours après que j'eus cessé de la voir. Comme il étoit question de porter un coup mortel à ma réputation, & que le médecin trouvoit une occasion favorable pour réussir dans ce projet, il ajouta, avec un ton sans doute que prennent ordinairement les gens qui veulent donner du poids à leurs décisions, que les deux saignées pouvoient être nécessaires, mais qu'il auroit ordonné qu'on les fît du pied. Je laisse aux plus jeunes praticiens à prononcer sur ce fait ; ma théorie couvriroit de confusion mon antagoniste, & je veux lui en épargner.

## *Observation.*

La femme de Nicolas Chareton,

charpentier près le moulin de Jaillard, accoucha, n'étant groſſe que de ſept mois, le 10 Mai 1774 : le même jour ſon enfant mourut. Les deux ruiſſeaux lactés que la nature avoit détournés pour les porter à ſes mamelles, contraints par cette circonſtance de reſter en partie dans le torrent de la circulation, y occaſionnerent le trouble auquel ſont expoſées toutes celles qui en arrêtent le cours volontairement. La fievre ſe déclara huit heures après que cette femme fut accouchée. Elle mangea, elle but du vin, & crut par cette conduite ſe procurer un prompt retour à la parfaite ſanté. Cependant le ſixieme jour la fievre duroit encore, & elle étoit accompagnée d'accidents qui alarmerent : on me manda. J'appris que l'écoulement des premieres lochies avoit été très-abondant, mais que les ſecondes n'avoient point eu lieu. La fievre avoit, dès le commencement de la couche, déterminé affluence de ſang ſur la matrice ; les capillaires ſanguins ſe gorgerent, ſe diſtendirent, & comprimerent tellement les vaiſſeaux vermiculaires, qu'ils fermerent toute iſſue à l'humeur laiteuſe. Dans une pareille conjoncture, devois-je flotter dans l'irréſolution du parti qu'il falloit prendre ? La rétention du lait ſuffiſoit pour dévoiler la nature de la maladie ; mais j'avois encore pour pierre de touche la foibleſſe & l'inégalité du pouls, le mal de tête, la douleur & la tenſion du ventre, tous ſymptômes inſéparables de l'inflammation de matrice. Je fis donc ſaigner la malade deux fois du bras dans l'eſpace de dix heures. L'orgeat fut ſa principale boiſſon, à laquelle elle ſuppléa l'eau d'orge, l'eau de veau émulſionnée : des flanelles trempées dans la décoction la plus émolliente furent conſtamment appliquées ſur ſon ventre ; elle prit juſqu'à quatre lavements par jour. Le lendemain de l'uſage de tous ces remedes, j'eus la ſatisfaction de voir tous les accidents diminués : je ne changeai cependant rien au traitement. Le surlendemain seulement les boissons furent aiguisées avec une très-petite quantité de sel de duobus, dont j'augmentai la dose à mesure que j'apperçus du mieux. Celui que je desirois se manifesta le neuvieme jour, à compter de celui que je commençai à voir la malade, dont, je crois, la santé n'a point chancelé depuis cette époque.

## *OBSERVATION.*

Le 14 du mois d'Avril 1775, je vis à Rosiere l'épouse du sieur Massé. Cette femme, accouchée depuis six jours, avoit une fievre des plus véhémentes, de la douleur au bas-ventre, à la vérité sans tuméfaction ; les lochies couloient peu. Pour combattre avec succès cet état phlogistique non équivoque, j'ordonnai une saignée du bras, des lavements, & des boissons rafraîchissantes :

avec la crême de tartre. Les commeres du canton qui environnoient la malade ſe regarderent toutes la bouche béante, tant mon ordonnance leur paroiſſoit contraire à ſa ſituation. Une ſaignée du bras ! des lavements ! Eh ! vous n'y penſez pas, me dirent-elles : *Ses ſangs ſont arrêtés.* De pareils propos ſont auſſi fréquents à la ville qu'à la campagne ; on y reſpecte encore plus ce préjugé meurtrier, qu'il ne faut donner aux femmes en couches que des choſes échauffantes, lorſque la perte qu'elles doivent avoir eſt ralentie. N'entend-on pas tous les jours à Troyes une foule de gens crier *tolle* contre celui qui en preſcrit de contraires ? Le moyen d'échapper à cette fureur ! L'arrêt eſt prononcé par les médecins mêmes ! O honte !

J'avois à cœur d'arracher des bras de la mort la femme Maſſé : je cherchai à convaincre de la bonté de ma méthode par des raiſons proportionnées à l'intelligence de celles à qui je répondis ;

je citai en ſa faveur mes ſuccès; je l'appuyai de l'autorité des vrais médecins, mais elle ne fut point goûtée. Je fis mon pronoſtic, & je quittai la malade.

Le 15, je ne voulus point la voir. Le 16, je cédai aux prieres inſtantes qu'on me fit pour aller à Roſiere. Ce jour-là l'inflammation de matrice étoit déja portée au plus haut degré: on ne pouvoit en douter, en faiſant attention à l'état du pouls. Il étoit dur & concentré, le ventre tuméfié & douloureux à l'excès; la malade avoit une cuiſſe engourdie, ce qui ſans doute provenoit de la preſſion de la matrice, démeſurément engorgée, ſur le muſcle pſoas & les nerfs qui la traverſent pour ſe rendre à la cuiſſe. Tous ces ſymptômes ne pouvoient exiſter ſans une ſuppreſſion complette des lochies, qui doit être regardée comme un ſigne pathognomonique de l'inflammation de l'utérus. L'infortunée Maſſé pouvoit à peine reſpirer; elle crachoit le ſang; elle étoit dans

l'aſſoul'assoupissement, & n'en sortoit que pour se plaindre du mal de tête qu'elle éprouvoit. Les arteres iliaques, fortement comprimées par le volume de la matrice, ne pouvoient recevoir le sang destiné pour les parties inférieures; il se portoit donc vers les supérieures: de-là le crachement de sang, le mal de tête, &c. Tant de maux survenus à-la-fois, & sur-tout prédits deux jours auparavant, exciterent les gémissements, sans donner la moindre atteinte à l'erreur qui en étoit la source. On saigna du pied, quoique j'eusse, sans aucun espoir, ordonné la saignée du bras: à la boisson adoucissante qu'on fit semblant de donner à la malade, on ajouta le vin blanc pour la ranimer; mais le 17 la gangrene termina ses jours.

## *OBSERVATION.*

Le 8 du mois de Mai 1775, je fus mandé chez le sieur Coteret, rue de la Levrette, pour son épouse qui étoit accouchée depuis ſept jours. Elle fut ſoignée d'abord comme les autres femmes en couches ; c'eſt-à-dire, qu'elle prenoit deux fois le jour du pain trempé dans du vin où le ſucre n'étoit point épargné : c'eſt ce qu'on appelle vulgairement des rôties. Comme ſes forces, d'ailleurs épuiſées par le chagrin, ne ſe réparoient pas au gré des aſſiſtantes, on tripla la doſe : on alla juſqu'à lui faire boire une pinte de vin par jour ſous la même forme. L'on ſent quel déſordre a dû réſulter d'un pareil régime ; ce fut pour y remédier qu'on lui conſeilla une infuſion d'armoiſe. Le premier jour qu'elle en but, la fievre augmenta, & l'écoulement des lochies, déja ralenti avant cette augmentation, ceſſa preſque entiérement. Au récit d'un pareil accident, on rendit l'infuſion plus forte ; mais en peu de temps la ſuppreſſion fut totale. Les choſes devoient arriver ainſi ; on prit l'effet pour la cauſe : l'événement l'a prouvé.

Toute rétention de lochies suppose un engorgement inflammatoire antécédent : avec l'aide de quelques principes sur la médecine, on en auroit au moins soupçonné un commencement chez la femme Coteret, quand on sçut que les lochies n'étoient point proportionnées au temps de ses couches ; on auroit été certain que l'inflammation étoit confirmée, quand on apprit que cette évacuation n'avoit presque plus lieu le lendemain de l'usage de l'armoise ; d'ailleurs la nature de la fievre, le mal de tête particulier, la chaleur que la malade éprouvoit intérieurement, la douleur extrême du bas-ventre, tous ces accidents dévoiloient assez la nature du mal. Le défaut de tuméfaction au-dessus du pubis en a peut-être imposé au point, qu'on les a crus dépendants de toute autre cause. Mais ne sçait-on pas que le bas-ventre n'est pas ordinairement tuméfié, quand l'inflammation attaque le col de la matrice ? De fait, elle ſiégeoit à cette partie chez la femme Coteret : tout l'annonçoit. Il falloit donc, pour ne point errer, être éclairé par la théorie ; ſans cette partie de la médecine, un médecin ſera toujours un parfait ignorant. Mais peu doit lui importer, s'il habite depuis pluſieurs années le pays où il exerce, & qu'il ſoit pourvu d'un peu de bonhommie ; on ſçaura faire valoir en ſa faveur cet antique adage, *vieux médecin* : & lui, de ſon côté, maſquera aiſément ſon impéritie, en répétant de temps en temps faſtueuſement ces deux mots, *ma pratique ! mon expérience !* Mais je perds de vue mon ſujet. Je dis donc que des yeux ſans taies auroient apperçu les remedes qui convenoient à ma malade, parce qu'ils auroient été frappés par les ſignes qui conſtatoient l'exiſtence d'une inflammation de la matrice. Auſſi je ſubſtituai ſans délai à l'infuſion d'armoiſe les relâchants & les rafraîchiſſants ; j'ordonnai contre la ſuppreſpreſſion & les autres accidents, une émulſion, dans laquelle entroient les quatre ſemences froides; & je fis mon ordonnance avec les hiéroglyphes d'uſage, pour ne point paroître heurter de front le préjugé que je ſçavois révéré ou j'étois; par le même motif je temporiſai pour la ſaignée. L'eau d'orge, l'eau de veau furent les boiſſons intermédiaires: la malade reçut toutes les quatre heures un demi-lavement, afin de moins diſtendre les inteſtins, qu'il fût plus aiſément retenu, & que par conſéquent la partie malade fût plus longtemps baignée. Ce fut pour le même objet que je recommandai de tenir continuellement appliquées ſur le ventre des flanelles trempées dans l'eau tiede. Pendant l'uſage de ces remedes, je ne perdis point de vue la malade. J'étois aſſurément bien dédommagé de mes peines; car, à chaque viſite que je lui faiſois, le péril paroiſſoit toujours moindre. Mais le ſignal d'un rétabliſſement aſſuré, l'écoulement des lochies, ne parut foiblement que le cinquieme jour de mon traitement, où rien ne fut changé, ſi ce n'eſt l'émulſion, qui, pour ménager la bourſe de la malade, fut remplacée par le ſirop d'orgeat étendu dans l'eau tiede. L'apparition des lochies étoit la preuve d'une réſolution commencée, conſéquemment nouvelle indication à remplir; les apéritifs légers devenoient néceſſaires pour ſoutenir l'effort de la nature; je les ordonnai. Leur uſage modéré acheva de diſſiper l'engorgement inflammatoire avec tant de rapidité, qu'au bout de douze jours la femme Coteret ſe trouva parfaitement guérie.

L'épouſe de François Lutel, ſerpent de l'égliſe de S. Remi, fut à peu près dans le même cas à la ſuite de ſes couches, au mois de Février 1775. Elle prenoit également l'infuſion d'armoiſe quand on m'appella; je fis le traitetement précédent, qui en très-peu de temps mit le ſceau à ſa guériſon.

Mademoiſelle C**, épouſe de M. C**, devoit être le ſujet d'une Obſervation qui auroit été intéreſſante par ſes détails ; mais je ſuis obligé de la ſupprimer, parce qu'il faudroit parler du traitement qu'on lui a fait, dire ou laiſſer voir au moins qu'elle en eſt morte ; & le médecin qui lui donnoit des ſoins ne me le pardonneroit point ; je redoute encore ſes cendres.

## *OBSERVATION.*

Le domeſtique de M. le Dhuys, entraîné par la confiance qu'il avoit en moi, me pria, le premier Juin 1775, d'aller voir l'épouſe du ſieur Chandelier, ſa ſœur, accouchée depuis cinq jours. J'arrivai chez elle à neuf heures du ſoir, & je la trouvai aſſiſe ſur ſon lit ſans aucune couverture. Cette femme cherchoit dans cette poſition un allégement à ſes maux ; mais la fiévre, la douleur du bas-ventre, la ſuppreſſion de toutes les évacuations, continuoient toujours, & rendoient de plus en plus le péril imminent. Je lui conſeillai de ne point reſter expoſée à l'air, de prendre du ſirop d'orgeat délayé dans l'eau tiede, & de recevoir des lavements. Tout fut exécuté avec tant d'exactitude, que le lendemain matin elle ſe trouva *cent fois mieux ;* ce ſont les expreſſions du frere, qui vint exprès m'informer de ſon état. J'ordonnai que l'on continuât les mêmes remedes, & je remis ma viſite pour le ſoir. A ſix heures on vint m'avertir que la malade étoit en danger ; je courus pour la ſecourir, mais à mon arrivée elle étoit morte. Cette cataſtrophe, que tout ce que j'avois vu la veille ne préſageoit nullement, me ſtupéfia ; mais je ne ſçavois pas encore qu'à deux heures après midi la malade avoit eu l'imprudence de manger une soupe, & qu'à trois heures on lui appris sans ménagement que sa mere venoit d'expirer. Dès cet instant, les évacuations, déja rappellées, se supprimerent entiérement; elle éprouva une constriction terrible dans la poitrine; les vaisseaux des poumons se rompirent, ce qui occasionna le crachement de sang qui dura jusqu'à la fin.

Un chagrin violent, ai-je dit, produit souvent une inflammation de matrice aux femmes en couches; & c'est un fait sur lequel les contradictions ne sont point à craindre. J'ajoute ici, avec autant d'assurance, que souvent encore un violent chagrin les fait périr en peu d'heures, lors même que la nature trouvoit le moins d'obstacle à leur rétablissement. Combien d'exemples n'a-t-on pas de femmes en couches mortes en un moment, pour avoir respiré l'odeur de quelques fleurs indiscrettement portées près d'elles ? Que l'on compare cette cauſe extraordinaire avec la paſſion dont je parle, & l'on jugera ſi la femme Chandelier ne devoit pas ſuccomber à la révolution qu'a excitée chez elle la nouvelle de la mort de ſa mere, ayant ſur-tout un engorgement inflammatoire à la matrice. De mille, toutes périroient dans cette poſition : c'eſt un aveu que feront ſans héſiter les perſonnes pourvues de ſens commun & guidées par l'honnêteté. Cependant les médecins de Troyes attribuent la fin tragique de cette femme, que je n'ai vue en tout que deux minutes, aux trois cuillerées de ſirop d'orgeat qu'elle a priſes depuis ma viſite juſqu'au matin du jour qu'elle eſt morte. Je ne dois point croire que ce ſoit par ignorance, ni par méchanceté ; mais quel peut être leur motif ? La réponſe eſt difficile, je l'abandonne à tout autre que moi. Un d'eux, à la piſte de ce que font ſes confreres, parce qu'il ne fait rien, sçut que j'avois vu l'épouse de Chandelier, dont il apprit la mort précipitée en allant fureter. C'étoit une occasion : vîte il court à la maison du veuf : il sçavoit le *quis*, *quid*, *ubi*; il il s'informa du *quibus auxiliis*, du *cur*, du *quomodo*, du *quando*. Instruit de toutes ces circonstances, il sort plus précipitamment encore, toujours se frottant les mains ; bientôt il arrive à la ville, &, sans se détourner, dans la rue, dans la maison des personnes qui se plaisent à l'entendre. Il rencontre, à la porte de cette maison, un étranger qui en sortoit. --- Monsieur, lui dit-il en roulant ses yeux d'une maniere inimitable, sçavez-vous comme l'on traite les femmes en couches ? --- Non, en vérité, répondit ce Monsieur ; je ne suis point médecin, & je remercie Dieu de ne point l'être. Je préfere mon état, parce qu'il est respecté par tous ceux qui l'exercent. On méconnoît chez nous ces basses jalousies auxquelles vous vous livrez ſans ceſſe, vous autres (*a*), & dont auroient honte de vils artiſans. --- Je vous dis, monſieur le harangueur, que les femmes en couches ſe traitent avec le ſirop d'orgeat ; c'eſt la méthode du docteur de Reims : auſſi il les envoie ſubtilement à l'autre monde. L'intérêt public, ajouta ce charitable médecin, me force à vous révéler ce myſtere, dont, j'eſpere, vous profiterez. --- Bien entendu, répliqua ce Monſieur, pour mettre au grand jour toute la bonté de votre ame. Croyez-moi, mon cher docteur, laiſſez ce médecin tranquille ; jamais il ne parle de vous ; pourquoi vous acharner contre lui ? En avez-vous plus de pratiques ? Vous êtes toujours ſans malades : taiſez-vous donc ; certainement vous y gagnerez du côté du cœur. Que ſçais-je ? une fois reconnu pour

---

(*a*) Cette propoſition ne peut-être générale, autrement je ſerois le premier à l'attaquer.

doux, la cabale, qui fait seule ici la réputation des médecins, pourroit bien travailler à la vôtre; & jamais ses entreprises ne sont infructueuses. Jugez-en par..... Mais voici une histoire arrivée depuis peu, & qui m'a été racontée par gens dignes de foi.

« Deux dévotes, sortant de la Ca-
» thédrale où elles avoient entendu vê-
» pres, rencontrerent un marchand de
» leur connoissance. Où allez-vous,
» lui dit l'une d'elles? --- Je vais chez
» M. D** le médecin, pour le prier
» d'aller voir mon frere qui est malade
» à la campagne. --- O mon ami! s'é-
cria la béate, les yeux fixés vers la
terre, » qui a pu vous donner un pareil
» avis? Il n'est point médecin. --- Il en
» fait la profession, repartit lestement
» ce marchand; il a guéri ma femme,
» vingt autres de ma connoissance, &
» notamment ces jours-ci M. le Curé de
» S. Aventin. --- Eh, mon cher! il n'é-
» toit point malade: je sçais des méde-

» cins mêmes qu'il n'avoit qu'une fié-
» vrote. D'ailleurs vous n'avez donc pas
» sçu qu'il a tué le pauvre Curé de la
» Chapelle S. Luc, en lui faisant appli-
» quer sur le ventre de l'eau froide?
» C'est un fait, ajouta la tendre péni-
» nitente, qui ne peut être démenti,
» parce qu'il me vient de la même
» source. Si votre cœur est seulement
» échauffé par une étincelle d'amitié
» fraternelle, pouvez-vous, d'après
» cela, hésiter un moment d'aller cher-
» cher M.** ? Il est doux, il est pru-
» dent; jamais il n'aura son pareil
» pour ces deux qualités. Entendez les
» gens qui le connoissent à fond, tous
» vous diront qu'il est plein de talents;
» & je n'en douterai jamais, quoique
» jusqu'à présent on n'ait publié aucune
» cure de sa façon. ---Vous m'entraînez,
» reprit l'indocile Marchand; mais vous
» aurez beau dire, Mesdemoiselles, je ne
» cesserai d'avoir confiance en mon mé-
» decin. J'apperçois dans les propos

» qu'on vous a tenus une infamie mani-
» feste. Je sçais de M. le Curé de S. Aven-
» tin même qu'une fievre putride, maſ-
» quée d'abord par une fluxion de poitri-
» ne, lui a fait toucher les portes de la
» mort: bien plus, que deux autres
» médecins appellés ont dit, à leur vi-
» ſite, que la maladie pouvoit durer
» encore quarante jours, ce qui étoit,
» ont-ils ajouté, ordinaire aux fievres
» putrides. Dix témoins donneront acte
» de cet-aveu. Quant au Curé de la Cha-
» pelle, j'imagine que le médecin n'a
» pas été aſſez ſtupide pour lui faire
» appliquer de l'eau froide ſur le ventre,
» ayant, a-t-on dit, dans le temps,
» cette partie enflammée, ainſi que la
» poitrine. Il aura probablement con-
» ſeillé de l'eau tiede; &, pour lui
» nuire, on aura publié de l'eau froide.
» Ce que je ſçais à n'en pas douter,
» c'eſt que toutes ſes ordonnances ont
» été contredites par un homme en-
» voyé exprès par un médecin qui en

» étoit le fauteur, & qu'il fit si bien, » qu'on n'en exécuta aucune : aussi le » médecin du Curé l'a traduit devant » les Juges Criminels, qui sans doute » lui infligeront la peine que mérite la » conduite qu'il a tenue. Allez, Mes» demoiselles, vous êtes prévenues ; » mais souvenez-vous que la prévention » a toujours été la source de l'erreur : » cependant je me rends à vos instan» ces. »

Eh bien ! mon cher Docteur, voyez si je vous conseille mal. Ayez de la douceur comme votre confrere ; peut-être ira-t-on jusqu'à se damner pour vous épauler. — Monsieur, reprit le médecin, la réputation de mon état est dans ce pays-ci à un trop haut prix. Pour en acquérir, selon vous, il faut être doux, pour cela ne rien dire, c'est-à-dire l'acheter aux dépens de la vérité : car taire une chose qu'il importe de rendre publique, c'est un mensonge, & je le hais. Oui, j'aime mieux végéter toute ma vie, que de ne point faire répéter aux échos que le docteur de Reims tue les femmes en couches avec le sirop d'orgeat. Sans en dire davantage, le bouillant médecin quitta ce Monsieur, entra brusquement dans la maison, où il trouva des gens plus amis de ses procédés. L'aventure fut racontée de nouveau avec tous ses détails; le maître de la maison en rit beaucoup, & alla la divulguer partout : il la divulgueroit encore si d'honnêtes gens ne lui en avoient fait un crime. Mais je n'y ai rien perdu; les médecins de Troyes ont repris la trompette, eux qui sçavent que le sirop d'orgeat n'est qu'un composé d'amandes douces & ameres, de sucre, d'eau de fleurs d'oranges & d'esprit de citrons; & que ce foible remede, quand il eût été contr'indiqué, n'auroit pu causer la mort de la femme Chandelier, n'en ayant pris sur-tout qu'une très-petite quantité. Mais, faiſant abſtraction du calme ſurvenu pendant ſon uſage, je ſoutiens qu'il étoit indiqué par la nature des accidents, que la ſuppreſſion des évacuations ne pouvoit former une corrépugnance: j'en appelle aux témoignages des vrais médecins.

**FIN.**

## APPROBATION.

J'AI lu un manuſcrit qui a pour titre : *Expoſition ſuccinte des moyens qu'il convient d'employer pour combattre avec ſuccès les principaux accidents qui ſurviennent aux femmes les premiers jours de leurs couches; par M. DUPONT DU MESGNIL, Docteur en Médecine.* Les principes qu'il renferme mériteront toujours l'approbation des vrais médecins. Il ſeroit à deſirer ſeulement que l'auteur eût donné à ſon Ouvrage toute l'étendue dont il eſt ſuſceptible. Sa maniere de voir & de préſenter les choſes me perſuade qu'il rempliroit parfaitement cet objet. A Paris, ce 22 Juillet 1775.

BORIE.

## *APPROBATION.*

J'AI lu un manuſcrit intitulé : *Expoſition ſuccinte des Moyens, &c.* Les principes de l'auteur, fondés ſur une ſaine théorie, ſur la pratique & ſur l'expérience, ne peuvent être trop inculqués pour déſabuſer le public de ſes funeſtes préjugés, & les faux médecins de leurs dangereuſes erreurs. Fait à Paris, ce 1er Août 1775.

GEOFFROY, D. M. P.

## *APPROBATION.*

JE ſouſſigné certifie avoir lu l'écrit ci-deſſus, & l'avoir fort approuvé, comme renfermant une ſaine doctrine. A Paris, ce 3 Août 1775.

A. PETIT, D. M. P.

## *APPROBATION.*

J'AI lu la *Dissertation de M. Dupont du Mesgnil*; j'ai examiné ses Observations : tout m'a paru dans les meilleurs principes; & il est incroyable que dans une matiere aussi importante, aussi digne de l'attention des médecins, on se soit permis des sarcasmes & des inculpations capables de décourager la vertu. A Paris, ce 5 Août 1775.

LORRY.

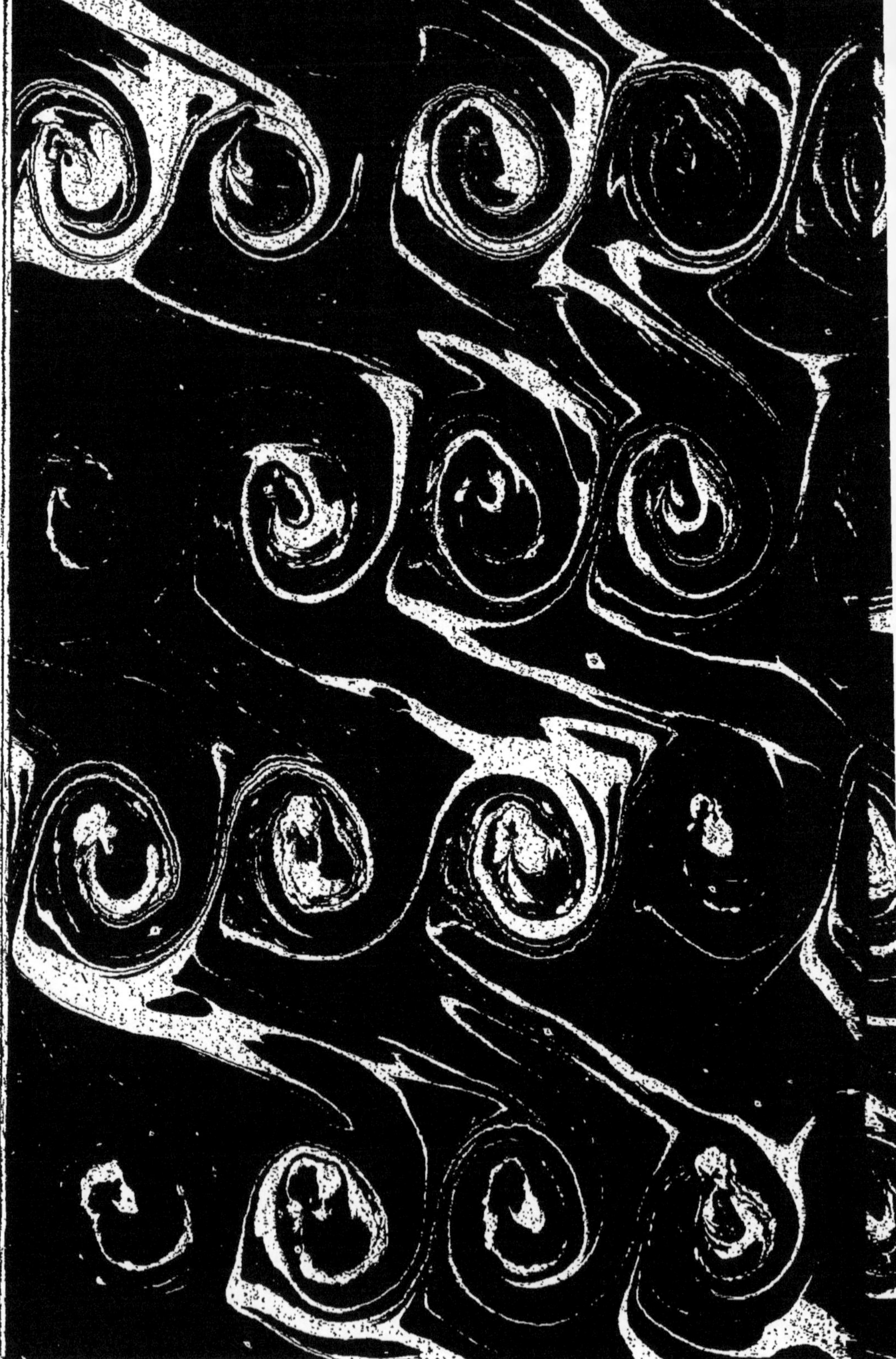

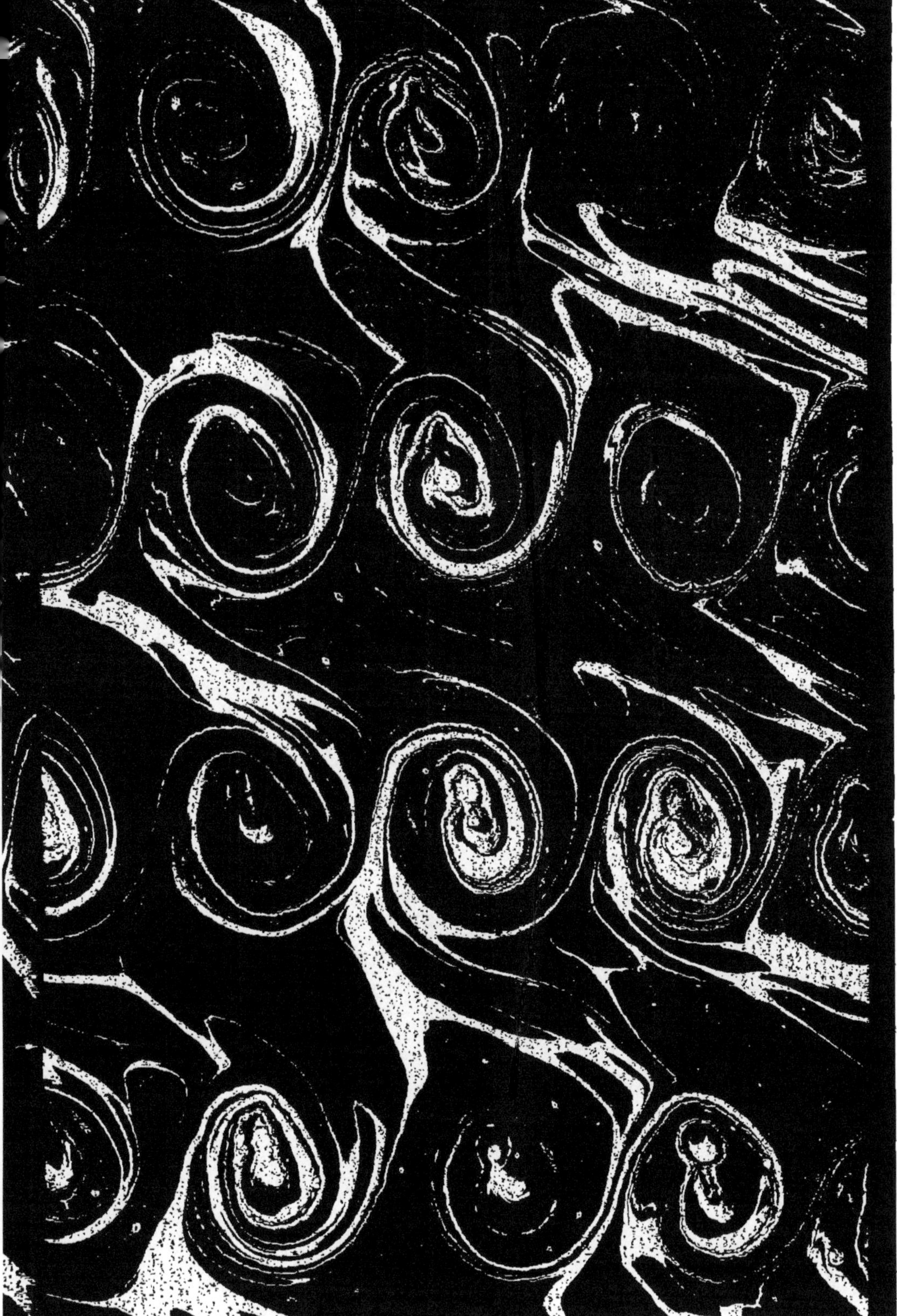

www.ingramcontent.com/pod-product-compliance
Ingram Content Group UK Ltd.
Pitfield, Milton Keynes, MK11 3LW, UK
UKHW021022200726
13857UKWH00004B/1525